施工一线
新型冠状病毒肺炎
疫情防控知识读本

中国建筑节能协会 组织编写

中国建筑工业出版社

图书在版编目（CIP）数据

施工一线新型冠状病毒肺炎疫情防控知识读本/中国建筑节能协会组织编写. —北京：中国建筑工业出版社，2020.3
ISBN 978-7-112-24908-4

Ⅰ.①施… Ⅱ.①中… Ⅲ.①日冕形病毒—病毒病—肺炎—预防（卫生） Ⅳ.①R563.101

中国版本图书馆CIP数据核字（2020）第034408号

责任编辑：范业庶　张　磊　王砾瑶
责任校对：姜小莲　赵听雨

施工一线新型冠状病毒肺炎疫情防控知识读本

中国建筑节能协会　组织编写
＊
中国建筑工业出版社出版、发行（北京海淀三里河路9号）
各地新华书店、建筑书店经销
北京建筑工业印刷厂制版
北京建筑工业印刷厂印刷
＊
开本：787×1092毫米　1/32　印张：1½　字数：31千字
2020年3月第一版　　2020年3月第一次印刷
定价：**15.00**元
ISBN 978-7-112-24908-4
　（35647）

本书编委会

组织编写:

中国建筑节能协会

编委会主任:

金海亭（中国建筑节能协会副会长）

编委会执行主任:

吴景山（中国建筑节能协会秘书长）

张　斌（中国砂浆网）

王陆洋（劳物通）

编委:

张　军（七彩建设）	鲁　阳（中冶欧基得）
高国友（亚士创能）	熊少波（孚达保温）
刘　斌（卧牛山）	李宏宇（吉林森工）
陈　峰（中恒营造）	章　立（云中建设）
谭雪梅（佛山佳涂乐）	毕　骞（重庆三原色）
陆　静（深圳油漆堡）	单　威（中瑞祥合）
李明杰（江苏经泰）	王惠聪（上海昕茂）
黄学霖（上海维祥）	邓琨怀（广州富思特）
南建明（温州乐天）	周　晴（立邦中国）

谢骆乐（中国建筑节能协会秘书处）

寇　月（中国建筑节能协会秘书处）

顾问／审定:

李德英　杨西伟　王俊清　郑　权

排版设计:

宋　婕　闫　佳（中国砂浆网）

前　　言

新型冠状病毒肺炎疫情暴发以来，给人民的身体健康和生命安全构成重大威胁。建筑工地是疫情防控的重要领域，近期随着各地工程项目陆续开复工，上千万的工程施工人员将返回工作岗位。由于工地作业人员密集、流动性大、环境卫生与个人卫生条件差的特点，给疫情防控工作带来了相当的压力。

为深入贯彻习近平总书记在统筹推进新型冠状病毒肺炎疫情防控和经济社会发展工作部署会议上的重要讲话精神，认真落实党中央、国务院有关决策部署，2020年2月26日住房和城乡建设部办公厅发文《关于加强新型冠状病毒肺炎疫情防控有序推动企业开复工工作的通知》(建办市[2020]5号)，就加强工程领域疫情防控，有序推动企业开复工提出明确要求。全国各地都陆续出台相关政策，指导工地开复工，其中很重要的一条，就是要加强对工地全体人员疫情防控科学知识的宣传和教育，确保打赢疫情防控的总体战、阻击战。

针对工地一线场景及各项施工作业的特点，为满足一线人员掌握疫情防控科学知识的需要，中国建筑节能协会组织有关专家编写了这本知识读本，作为施工领域管理人员和作业人员学习的口袋书，切实掌握防护知识、提高防护技能，做好工地疫情防控工作，祝广大工友们身体健康！工作顺利！

目 录

第四章

施工现场管理

第一章　新型冠状病毒肺炎基础知识

一、这是什么病？

这是一种传染病。

　　新型冠状病毒肺炎是一种急性感染性肺炎，其病原体是一种先前未在人类中发现的新型冠状病毒，该病毒形态在电子显微镜下观察类似王冠而得名。世界卫生组织在 2020 年 2 月 11 日宣布，将新型冠状病毒感染的肺炎命名为 Corona Virus Disease 2019，英文简称：COVID-19。

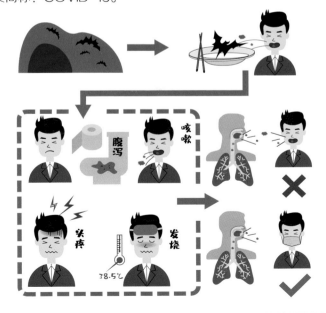

二、怎样会得病？

新型冠状病毒肺炎传播途径主要为直接传播和接触传播。直接传播是指患者打喷嚏、咳嗽、说话的飞沫，呼出的气体近距离直接吸入导致的感染；接触传播是指飞沫沉积在物品表面，接触污染手后，再接触口腔、鼻腔、眼睛等黏膜，导致感染。

感染新型冠状病毒后的症状严重程度取决于病毒的类型及人体的免疫水平，常见的有发热、咳嗽、呼吸急促或呼吸困难，引发严重肺部感染，更严重时会导致急性呼吸窘迫综合征、脓毒性休克等。

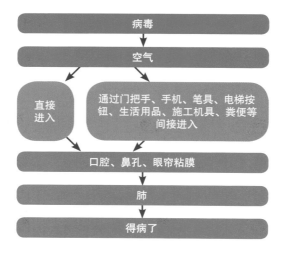

病毒传染路径图

第二章　新型冠状病毒肺炎防护知识

一、如何不得病？

　　预防与隔离是最有效的途径，尽量减少与感染或潜在感染者接触的机会，首先要避免前往人群密集场所，在公共场所要佩戴口罩。其次要注意手卫生和饮食卫生，勤洗手、多饮水、避免疲劳、保证睡眠，家庭和工作环境保持多通风。如果出现发热、咳嗽症状，要及时就医，前往医院途中佩戴口罩。

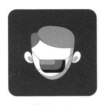

使用口罩

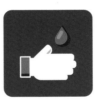

科学洗手

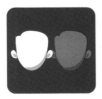

避免亲密接触

避免人群接触

二、病了怎么办？

新型冠状病毒肺炎感染后，有长达至少14天的潜伏期。这时，没有任何表现。

1. 怎么知道发病了？

大部分患者有发热、乏力、干咳等症状，少数人伴有鼻塞、流涕、腹泻等。还有一些患者只感觉低热、轻微乏力等，没有肺炎的表现。

2. 怀疑工友得病时怎么办？

（1）换上医用外科口罩或N95口罩，与其接触时保持1.5米以上距离，避免被传染。

（2）排查工友前14天有无病历报告区域接触史，或接触发热病人或呼吸道疾病患者。

（3）做好隔离防护，劝其休息，多喝水，病情愈来愈重时送诊就医。

（4）避免前往人群密集的场所。

（5）有症状的工友去医院后，应对其活动空间和全部接触物品进行消毒。

（6）若有工友被确诊为新型冠状病毒感染的肺炎，14天内与其密切接触的其他工友要接受14天隔离观察。

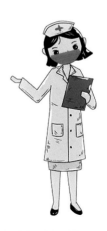

3. 什么时候去医院？

（1）有发热（腋下体温≥37.3℃）、咳嗽、气促等急性呼吸道感染症状。

（2）发病前14天内在相关疫区待过，或接触过可疑症状者及患者。

4. 怎么去医院？

（1）选择有发热门诊的定点医院，如实讲述患病情况和就医过程，尤其是应告知医生近期出差地、接触史等。

（2）避免搭乘公共交通工具。

（3）全程应佩戴医用外科口罩或 N95 口罩，洗手、戴手套。

（4）痰液吐袋内，擦嘴鼻的纸巾放袋内，不要随意抛弃，不要随地吐痰。

（5）尽可能远离他人（保持 1.5 米以上距离）。

5. 入院后注意什么？

（1）疑似阶段（单间隔离）

排查类似疾病：流感病毒、副流感病毒、腺病毒、呼吸道合胞病毒、鼻病毒、人偏肺病毒、SARS 冠状病毒等感染导致的疾病、支原体肺炎、衣原体肺炎、细菌性肺炎以及一些非感染性疾病（如血管炎、皮肌炎等）。

（2）确诊阶段（合住治疗）

新型冠状病毒肺炎是一种新发传染病，目前还没有药到病除的治疗方法，主要靠自身的免疫力杀死病毒。医院治疗以对症、支持为主。

6. 出院后注意什么？

回家休养，继续隔离 14 天，并做好个人防护和消毒工作。

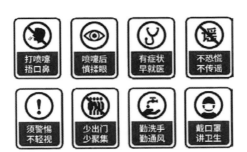

三、如何帮助患者？

被隔离的时候，突如其来的人身自由被限制以及环境的隔绝，会让被隔离人产生麻木、否认、愤怒、恐惧、焦虑、抑郁、失望、抱怨、失眠或攻击等情绪与行为。得病时，要学会接纳隔离处境，控制自己的反应，寻找逆境中的积极意义。

1. 疑似阶段如何照顾患者？

支持和安慰是首先要做的，要宽容对待疑似患者，稳定情绪，积极沟通信息，必要时帮助疑似工友寻求专业心理医生的帮助，并进行心理疏导。手机登录劳物通《应急防控平台》手机版，报送疑似信息。

2. 确诊阶段如何照顾患者？

（1）手机登录劳物通《应急防控平台》手机版，报送确诊信息。

（2）协助确诊工友了解真实、可靠的消息与知识。

（3）鼓励确诊工友积极配合治疗和隔离措施，保持健康饮食和作息规律，读书、听音乐、玩手机。

（4）寻求应对压力的社会支持，利用手机联络确诊工友亲朋好友，倾诉感受，保持与社会的沟通，获得支持与鼓励。

（5）帮助确诊工友拨打心理援助热线。

第三章 建筑企业复工前工作

一、成立疫情应对小组

1. 建议各施工企业成立疫情应对小组，设立专人专岗。

2. 以施工项目为单位，指定专人 24 小时轮流值班，密切关注现场人员健康状况。

3. 张贴疫情应对小组工作热线，并张贴至宿舍内外、电梯内外、门卫处及施工区域的明显位置。

4. 创建个人健康档案，时刻关注项目人员身体状况。

5. 疫情应对小组人员须时刻关注项目所在地疫情发展，做好具体防护工作。

6. 详细了解疫情指定发热门诊地址和联系电话。

7. 做到每日通报当地疫情发展，加强现场人员及个人防护意识。

8. 做到每日工作结束前，通报当日项目人员身体情况。

二、防疫物资采购

1. 复工前，疫情应对小组应采购充足的防疫物资。

2. 疫情应对小组须制订详细的采购计划，并了解所采购物资的正确使用方法。

3. 疫情应对小组须根据项目现场实际人数采购的防疫物资储备量不得少于两周即 14 天用量。

4. 防疫物资包含：医用口罩、医用酒精、消毒液、杀菌洗手液、体温计、体温枪、消毒喷雾器、护目镜、防护服。

三、信息采集及报备

1. 项目开工前建议雇佣原有劳务工人，不建议雇佣新人。

2. 了解复工人员是否有接触过疫情重地的亲属、朋友，如有接触建议该人员暂时不要复工。

3. 收集复工人员信息包含：往返日期、城市、车次、身体状况（是否有发热、呼吸困难、腹泻等症状），杜绝疫情的输入和扩散。

4. 收集复工人员信息时，建议采用智能化工具或数字化手段进行辅助，如电信运营商提供的"行程证明"，可做到信息在线查询，历史记录追溯。

5. 根据收集的复工人员往返日期、城市及车次等信息，登录相关网站或患者同乘查询软件进行二次排查。

四、制定紧急预案

1. 疫情应对小组在项目开工和人员复工前，须制订紧急预案，及时应对项目现场的疫情发生。

2. 在项目地选取合适的区域作为疫情防护隔离区，提前做好隔离区的防护和消毒灭菌工作。

3. 复工人员一旦出现感冒、发热、咳嗽、腹泻等症状时，在保证个人安全前提下，第一时间前往当地指定发热门诊就诊。

4. 做好与被感染者接触人群的隔离工作，隔离时间为 14 天。

5. 做好感染者活动区域的消毒工作，包含食堂、宿舍及工作区域。

6. 疫情应对小组须按照当地疾病控制部门的要求做好应急处置，经医疗机构确认为疑似病例或确诊病例，疫情小组应立即上报上级部门，并封锁现场配合当地疾病控制部门开展疫情防控工作。

7. 根据当地政府要求是否要做停工处理。

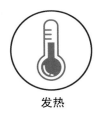　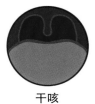　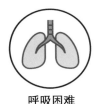

发热　　　　　　　干咳　　　　　　呼吸困难

五、防护知识培训

1. 疫情应对小组须明确知晓各场景下疫情防护知识，包含：施工区域防护、施工生活区域防护以及各类防护物资如何选择和正确使用方法。

2. 疫情应对小组须组织所有复工人员，在复工前参加疫情防护知识培训。

3. 培训内容包含：施工区域防护、施工生活区域防护以及各类防护物资的正确使用方法。

4. 疫情应对小组应严格要求，项目负责人落实复工人员每日晨检及当日结束后的汇报工作。

六、疫情应急防控平台

劳物通为建筑行业项目现场管理开发了《疫情应急防控平台》，请项目管理人员微信关注"劳物通"公众号，通过"疫情防控"菜单登录《疫情应急防控平台》，平台包括如下功能：

1. 项目施工现场，管理人员或劳务人员出现疑似或确诊病例，可通过平台直接上报具体情况。

2. 平台可记录所有管理人员和劳务人员上班和下班具体时间、位置以及身体状况信息，如：体温状况、是否干咳等。

3. 日常工作中各种会议，如：安全培训、施工交底、每日班前会等，平台可记录人员交互留痕信息。

4. 针对任何管理人员或劳务人员，随时可查看个人基本信息、登记14天旅行信息和交通信息、每日上下班身体状况记录、每日工作中参加会议各种记录等，当出现疑似或确诊病例时，可迅速通过数据记录确定密切接触人群。

5. 数据分析，针对所有在平台登记的项目，统计全部在册人员的健康状况以及疑似、确诊病例信息，对接疫情统计部门。

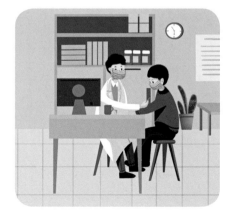

第四章　施工现场管理

一、上下班管理

1. 上班途中如何做？

（1）上班前应选择医用专用口罩，按照正确的佩戴方法进行佩戴。出门时随身携带签字笔、免洗洗手液和消毒湿纸巾。

（2）根据项目现场与居住地的距离选择相应的出行方式，建议步行或骑车前往项目现场。

（3）如须统一乘车时，司机须将车厢内外使用稀释过后的84消毒液进行消毒灭菌。座椅、方向盘、车把手、车窗使用75%以上酒精擦拭。

（4）统一乘车人员，须分时段、分批次、分人数乘坐，避免同一时间多人乘车。

（5）待人员下车后，司机须立即对车厢内外进行消毒灭菌，车辆空置30分钟后，下一批次人员方可乘坐。

（6）乘车人员，全程均须佩戴口罩，如遇未佩戴口罩者严禁乘车。

（7）上车后，在有条件的情况下，人与人之间需保持一定距离，同时不要面对面直接说话。

（8）乘车过程中避免用手触摸车上任何物品，如有触碰下车后第一时间使用消毒纸巾或免洗洗手液，进行擦拭和消毒。

2. 施工进场如何做？

（1）项目人员进入施工现场时须佩戴口罩，同时配合检测人员做体温测量。

（2）如遇到发烧、咳嗽等症状患者时，禁止进入施工现场。

（3）项目人员现场签到打卡时，如条件允许建议采用线上打卡方式，避免人与人、人与物的直接接触。

（4）如采用纸质签到册签到时，签到使用的桌椅、纸笔均要消毒灭菌后方可使用，建议签到人员自备签到笔。

（5）纸质签到册签到时，须分时段、分批次、分人数进行签到。

（6）待上一批次人员签到后，须立即对签到区域进行消毒灭菌处理后，下一批次人员方可进行签到。

（7）签到人与签到人之间距离保持至少 1.5 米以上。

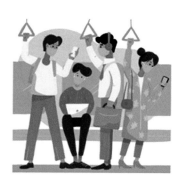

3. 施工离场如何做？

（1）施工离场前，项目人员将个人每日使用工具、办公用品及工服进行消毒。

（2）施工离场时，也须佩戴口罩和配合检测人员做体温测量。

（3）所有离开施工现场人员，均须进行打卡或是实名制签字登记，留存个人联系方式及紧急联系人、联系方式。

（4）管理人员须记录每位离场人员的去向，方便日后查询管理。

（5）建议离场人员暂时不要返回疫情重地，防止被感染。

4. 下班路上如何做？

（1）下班前，针对个人物品、办公用品及工服进行消毒，防止携带病毒至家中或宿舍等公共区域。

（2）工服如第二天继续使用，建议消毒后放置施工区域，不要带出施工区域。

（3）下班时，洗手后佩戴一次性医用口罩后再离开施工现场。

（4）下班时，根据上班采用的出行方式回到家中或宿舍。

（5）回到家中或宿舍后，摘掉口罩使用消毒洗手液或免洗洗手液进行洗手。

（6）日常使用的手机和钥匙，使用消毒湿巾或 75% 酒精擦拭。

二、施工现场怎么做

1. 如何登记开工人员信息？

复工人员进场前，须做好进场人员信息登记，包含以下内容：

个人信息：姓名、电话、身份证号、年龄、工种、身体状况。

培训信息：疫情防护培训、施工现场安全教育培训。

交通信息：往返城市、日期、车次。

登记方式建议采用线上登记，减少人与人、人与物的接触。尽量避免人员现场登记。

如不具备线上登记条件，在现场登记时佩戴一次性医用口罩，人与人之间保持 1.5 米距离。

开工人员线下登记时，须针对到场人员做体温测量，37.2℃以下人员可进场做施工前准备工作。

体温在 37.2℃以上人员，办理登记人员有权要求禁止进场施工。

针对体温在 37.2℃以上人员，应立即上报疫情应对小组或疫情防控部门。

将同一时间参与登记人员，做统一隔离观察，隔离观察时间为 14 天。

2. 施工现场如何管？

（1）施工现场实行完全封闭式管理，严禁与本项目无关人员进入。

（2）施工现场和生活区、办公区出入口应满足消防车通行的要求。

（3）对暂时不需要的出入口，应及时关闭上锁，采取有效的封闭措施。

（4）加强施工现场、生活区域、办公区域围挡设置。围挡或围墙必须严密牢固，主要道路围挡高度不低于 2.5 米，一般路段不低于 1.8 米，不具备全封闭条件的建筑工地不建议复工。

（5）办公区、施工现场禁止吸烟，如果设立了吸烟区，应分时分次，单人前往，不得聚集吸烟。

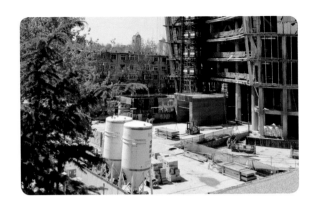

3. 三级教育 / 安全技术交底如何做?

（1）疫情期间，建议通过网络形式进行三级教育和安全技术交底。

（2）组织人员可采用线上记录方式，进行参与人员的统计工作。

（3）如条件不允许，可采取分批次、错峰方式，在已消毒灭菌的通风环境下进行三级教育和安全技术交底。

（4）所有在现场参加三级教育和安全技术交底的人员应佩戴医用口罩，人与人之间保持 1.5 米距离。

（5）现场需要签到和培训签字确认时，要对桌椅等位置，使用 75% 酒精进行擦拭。

4. 班前班后例会如何做?

（1）班前和班后的例会，应在已消毒灭菌通风宽阔的环境下进行。

（2）会议内容，尽量简明扼要，缩短例会时间。

（3）所有参会人员务必佩戴医用口罩，组织者记录参会人员体温。

5. 上下电梯如何管？

（1）定期对电梯轿厢，使用 75% 酒精或稀释过的 84 消毒液进行消毒，建议每天 2～3 次。

（2）电梯重点消毒部位：按键、扶手、电梯箱壁等位置。

（3）建议设置专门人员执行对电梯的操作，电梯操作人员应佩戴口罩和手套，避免身体与电梯按键直接接触。

（4）在乘坐电梯过程中和等候电梯时不要靠近电梯门，与电梯门尽可能保持较远的距离。

（5）在电梯内须佩戴口罩，不要与电梯内人员面对面直接接触，同时，不要直接面对从其他楼层进入的乘客。

（6）选择楼层时使用一次性消毒纸巾，使用过后的纸巾按要求扔到指定地点或封闭式垃圾桶内。

（7）如果是封闭式电梯，需要保证电梯的通风设备可以正常运转。

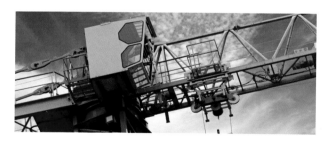

6. 施工过程如何管？

（1）施工过程中，不要多人聚集性施工，建议分散施工。

（2）施工过程中，所有施工人员全程佩戴医用口罩。

（3）根据项目条件，建议每个单体楼配备饮水机，施工人员须自己携带杯具，禁止交换使用，避免交叉感染。

（4）新型冠状病毒可以通过口粪传播，施工人员在项目现场非指定位置，禁止随地吐痰、随地大小便。

（5）施工过程中，如发现自身或其他工友出现身体异常情况，在保证个人安全的前提下，第一时间联系项目管理人员或疫情应对小组人员。

（6）项目管理人员和疫情应对小组人员，应时刻关注施工人员工作状态和个人防护情况。

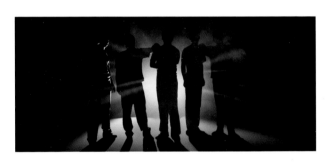

7. 施工设施如何管？

（1）施工现场所有施工机械设备如施工电梯、吊篮、塔吊等，须进行消毒灭菌处理，如未经消毒灭菌的机械设备不建议使用。

（2）首次消毒灭菌时，使用消毒喷雾器和稀释后的84消毒液消毒灭菌。

（3）在首次消毒后，应有专人进行每天不少于2次消毒灭菌处理。

（4）针对机械设备消毒灭菌处理后，应在明显区域粘贴消毒灭菌通知，让使用者放心、安心。

（5）给机械设备消毒的人员，须佩戴医用口罩、手套，穿防护服，佩戴护目镜，以保证自身的安全。

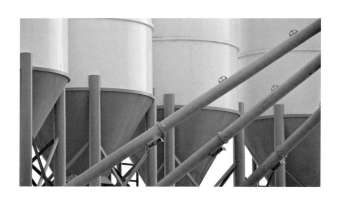

8. 现场巡检如何做？

（1）现场巡检人员在进入施工现场时，须遵守施工现场管理制度和疫情管理措施。

（2）现场巡检时，检测工具在进入施工现场时，须进行消毒灭菌处理，未消毒工具不建议带入施工现场。

（3）现场巡检人员，进入现场时须佩戴医用口罩和手套，在施工现场入口处测量体温。

（4）现场巡检过程中，建议使用线上检测软件进行检测，实现图文记录。

（5）现场巡检时，发现问题可通过线上检测软件传输到项目负责人。

（6）通过线上检测软件进行检测，可以降低因人员接触造成交叉感染的概率。

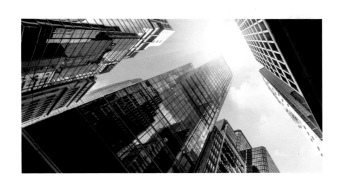

9.　问题整改如何做？

（1）项目现场发现需要整改问题，建议通过整改软件、微信等网络方式下发整改通知。

（2）施工人员在整改回复时，也可使用整改软件进行整改回复，完成整改。

（3）使用整改软件，可以降低人与人接触。

（4）使用整改软件人员，须每日对个人手机使用75%酒精进行擦拭消毒。

10.　工序验收如何做？

（1）工序验收前，施工人员须明确提出需要验收位置及工序。

（2）项目管理人员前往现场进行验收时，应做好个人防护措施，并与他人保持至少1.5米距离。

（3）也可以选择错峰验收，避免在人员聚集的时候验收，减少交叉感染的几率。

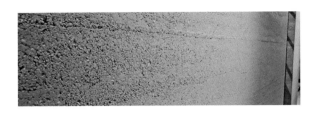

11. 人员撤场如何做?

（1）项目人员撤场时，可采取分时段撤场，尽量不要在同一时间内集中撤场。

（2）项目人员撤场时，也须佩戴口罩和配合检测人员做体温测量。

（3）所有离开施工现场人员，均须进行打卡或是实名制签字登记，留存个人联系方式及紧急联系人、联系方式。

（4）管理人员须记录每位离场人员的去向，方便日后查询管理。

（5）建议离场人员暂时不要返回疫情重地，防止被感染。

（6）如在撤场时发现疑似患者，应立即将与其接触的人员转移到隔离区，并对其使用过的设备进行消毒。并及时上报疫情应对小组处理。

（7）撤场后，施工现场须进行全面消毒，并封闭施工现场。

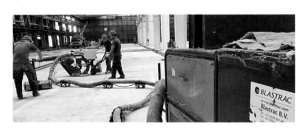

三、办公管理

1. 办公场所如何管?

（1）办公区应保持环境清洁，建议每日通风 3 次，每次通风时间不少于 20 ～ 30 分钟，通风时注意保暖。

（2）办公室办公人员，人与人之间保持 1.5 米以上距离，多人办公时佩戴医用口罩。

（3）保持勤洗手、多饮水，坚持在进食前、如厕后按照"六步法"严格洗手。

（4）接待外来人员时，接待人应先洗手和佩戴口罩，外来人员应登记体温、回答相应的问询并佩戴口罩。

2. 传阅文件如何做?

传递纸质文件前后均须洗手，传阅文件时佩戴口罩。

3. 组织会议如何做?

（1）在会议开始前，须提前使用稀释后的 84 消毒液对会议室进行消毒并开窗通风。

（2）会议时使用桌椅及投影、遥控器、幕布、电视等相关设备，使用 75% 酒精进行擦拭。

（3）提前通知参会人员，准备好个人笔、本，不提供公用笔、本。

4. 参加会议如何做?

（1）要求参会人员务必佩戴口罩，进入会议室前洗手消毒。

（2）开会时，人与人座位间隔保持 1.5 米以上，避免近距离接触。

（3）减少集中开会，控制会议时间，会议时间过长时，建议开窗通风1次。

（4）会议结束后，会议场地、家具、办公用品须进行消毒。

（5）茶具用品建议开水浸泡消毒。

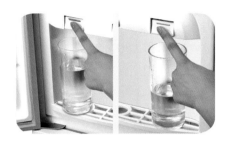

5. 公务出行怎么做？

（1）疫情期间不建议公务出行。

（2）根据目的地距离选择相应的交通工具。

（3）在尽可能的情况下选择专车出行，不建议使用公共交通，如不得不选择公共交通时，一定要做好个人防护。

（4）专车出行时车体外部、把手、车厢内部、方向盘、仪表盘、手扣、座椅等所有位置均需要使用75%以上酒精擦拭一遍。

（5）如须乘坐班车时，须佩戴医用口罩。

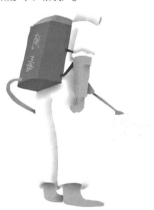

建议班车司机，使用稀释后的84消毒液进行车体外部消毒，使用75%酒精对车内及门把手等位置擦拭消毒。

四、材料管理

1. 材料进场如何做？

（1）材料进场前，须对司乘人员进行登记、车体内外部使用稀释过后的84消毒液进行消毒处理后，方可进入施工现场。

（2）司乘人员，须佩戴医用专用口罩，门卫人员应了解司乘人员个人信息、身体状况，确认无发热、咳嗽等症状后，方可放行。

（3）对出现发热和咳嗽症状的司乘人员，坚决不予放行并及时向卫生防疫部门通报情况。

（4）材料进场后，由项目管理人员将车辆引领至指定材料堆放区。

（5）核对采购材料清单，保证运输至施工现场材料与计划采购材料，品牌、型号、数量一致，保证一定时间内的材料使用。

2. 材料装卸如何做？

（1）项目管理人员组织相应人员将材料卸载至指定区域。

（2）在卸载材料时，须佩戴口罩、穿防护服、戴手套及护目镜。

（3）卸载过程中，尽量与其他卸载人员保持无接触，无交流，卸载人员在卸载后第一时间洗手。

（4）由现场管理人员安排装载设备进行装卸时，装卸设备须消毒灭菌后使用。

3. 材料存放如何管？

（1）材料存放时，须分类、分批次码放，所有材料建议集中存放管理。

（2）材料存放区域，应做到每日消毒灭菌。

（3）室外存放时，应注意防水、防潮、防晒，保证材料在施工时可以正常使用。

（4）室内存放时，应保证室内干爽、通风，同时也须注意防潮、防水。

4. 材料领用如何管？

（1）材料领用，建议由专人领用，领用时须提供领用明细，包含：材料名称、品牌、数量、型号等。

（2）领用后材料运输到施工位置，在施工人员使用前须做消毒灭菌处理。

（3）材料领用时，须佩戴口罩、穿防护服、护目镜。

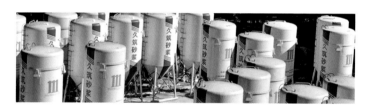

五、工地来访

1. 门卫来访如何做？

（1）原则上，非本项目施工及管理人员，禁止出入施工区域，如外来人员因公必须出入施工区域的，可由施工方开具介绍信、来访原因说明等盖章文件。

（2）门卫应详细询问并记录来访人员籍贯信息、当地居住信息、联系方式及最近行踪，并对来访人员进行体温测量，留意是否有咳嗽、打喷嚏等症状。

（3）来访人员确认体温正常并完成信息登记后，必须佩戴口罩，才可进入施工区域。

2. 办公室来访如何做？

（1）接待人员，须做好访客记录，记录访客人员个人信息及了解近期是否接触过疫情重地的亲属和朋友。

（2）来访人员须在进入办公室时，进行消毒、体温测量及口罩的佩戴。

（3）来访人员如没有发热、咳嗽等症状，且体温在 37.2℃正常条件下，方可进入办公室访问。

（4）接待人员和访客人员在交谈时，需要保持 1.5 米以上距离。

六、工地废弃物

（1）施工现场应划分出，建筑垃圾统一存放处。

（2）所有建筑垃圾，要做到集中存放，消毒灭菌后进行统一处理。

（3）建筑垃圾运输人员，在运输建筑垃圾时，应佩戴口罩，手套，护目镜。

（4）建筑垃圾和日常生活垃圾，应分别进行存放和处理。

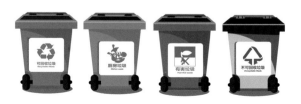

第五章 生活管理

一、宿舍管理

1. 宿舍管理如何做?

（1）在施工人员首次进入宿舍前，宿舍管理人员应对室内地面、墙面及床铺位置进行消毒灭菌处理。

（2）建议以宿舍为单位，指定宿舍独立负责人，做好出入宿舍人员的管理工作，保证进入人员的体温不得超过 37.2℃。

（3）施工人员在每日出入宿舍时，应佩戴口罩、测量体温，同时不得穿戴施工工服进入。

（4）集中居住区域及宿舍内，尽可能保持室内干净，每日使用浓度不低于 75% 酒精或消毒液对居住区域和宿舍进行消毒。

（5）坚持每日开窗通风，保持室内空气流通，室外空气较好时，建议早、中、晚可开窗通风 3 次，每次通风时间应在 15 ~ 30 分钟，室外空气较差时，通风换气频次和时间应适当减少。

（6）在施工现场生活区域设置隔离观察宿舍，用于临时隔离和观察疑似患者生活居住。

（7）每日要对隔离观察宿舍，使用稀释后的 84 消毒液进行喷洒式消毒处理。

（8）隔离观察宿舍，早中晚各通风一次，每次通风时间不少于 20 分钟，保证室内空气流通。

2. 人员住宿如何管？

（1）施工人员每日出入宿舍时，须正确佩戴口罩，不得穿戴工服进入宿舍。

（2）增强卫生健康意识，保持良好的个人卫生习惯，咳嗽或打喷嚏时用纸巾掩住口鼻，经常洗手，不用脏手触摸眼睛、鼻或口。

（3）个人物品个人使用，建议使用75%酒精进行擦拭，避免交叉感染。

（4）尽量保障睡眠充足，不熬夜，提高自身免疫力。

（5）密切关注自己及宿舍其他人员健康状况，若出现发热、咳嗽、咽痛、胸闷、呼吸困难、乏力、恶心呕吐、腹泻、结膜炎、肌肉酸痛等可疑症状，应及时上报并立即前往就近指定发热门诊就诊。

3. 人员离开如何管？

（1）施工人员上工或离开宿舍时，应及时将自己产生的生活垃圾等废弃物带出宿舍，并投放至指定区域，保持室内整洁。

（2）如室外天气较好，应开窗通风，保持室内空气流通。

宿舍负责人，待施工人员上工后，及时对集中居住区域和宿舍进行消毒。

4. 因病休工如何管？

（1）施工人员如出现咳嗽、发热等疑似症状，应立即前往就近指定发热门诊就诊，如确认无异常，应及时休工，并在隔离观察宿舍继续观察7～14天。

（2）在隔离观察期间，应尽量避免与他人直接或间接接触，直至症状完全消除。

（3）休工观察期间，项目疫情应对小组及负责人，应每日对休工待观察人员进行不少于2次的体温测量，并做好记录上报工作。

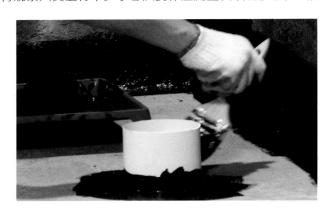

二、食堂管理

1. 食堂管理如何做？

（1）食堂就餐区域应配备洗手液，消毒液，擦手纸。

（2）每天使用浓度不低于75%的酒精对食堂、后厨区域及工具使用消毒喷雾器进行全面消毒。

（3）食堂采购人员或供货人员须佩戴口罩和一次性橡胶手套，避免直接手触禽类生鲜材料，摘手套后及时洗手消毒，手套和口罩须保证每餐一换。

（4）除河鲜（鱼、贝、虾）等水产外，严禁烹饪宰杀动物及未经检疫的动物产品，确保食品安全。

（5）餐具每日除常规洗涤剂清洗外，使用稀释过后的84消

毒液浸泡 15 分钟以上使用清水清洗，

（6）后厨地面、食堂地面、餐桌、餐椅的清洁，同样需要使用稀释过后的 84 消毒液进行消毒。

（7）所有进出食堂就餐员工，应进行体温测量，非用餐时段进出食堂需要佩戴口罩。

（8）严格控制就餐人员密度，缩短就餐时间，实行分餐，分批、分时段就餐。

用后冲厕

保持整洁

2. 食堂进餐如何管？

（1）用餐人员建议分批、分时段就餐，确保用餐人员分散性。

（2）就餐期间要避免面对面用餐，尽量避免谈话交流并缩短就餐时间，也可以个人自带餐具，打餐后返回生活区域单独用餐；

（3）就餐前按照"六步洗手法"规范洗手，直到坐下吃饭的最后一刻才脱口罩。

三、公共浴室

1. 公共浴室设置专门管理人员，配备清扫工具及 84 消毒液。

2. 公共浴室须做到每天消毒灭菌，首先保证每天不少于 2 次，其次每次洗澡后须做消毒灭菌、通风换气。

3. 公共浴室每天消毒灭菌时，除墙面、地面，还须针对换衣间的储物柜、座椅及浴室内置物架等位置都要做消毒灭菌。

4. 公共浴室清洁打扫时，打扫人员须穿戴口罩、胶皮手套、防护服及橡胶靴以保证清洁人员的自身安全。

5. 公共浴室须做到每天通风换气，建议无人使用时，全天开窗通风，保证地面、墙面干燥。

6. 为了避免交叉感染，公共浴室建议使用淋浴，不建议使用浴缸。

7. 进入公共浴室时，须配合浴室管理人员做体温检测，体温在 37.2℃ 以下方可进入，如体温超过 37.2℃ 应立即上报疫情应对小组或当地防疫部门。

8. 进入浴室的人员，须佩戴口罩，直至洗澡前的最后一刻方可摘下，如未佩戴口罩者，浴室管理人员有权禁止进入。

9. 根据浴室大小，限制每次洗澡人数，建议同一时间洗澡人数不多于 10 人，同时，洗澡时人与人之间距离要保持在 1.5 米以上。

10. 每次洗澡时间不宜过长，建议在 10～20 分钟之内，减少在密闭环境下停留的时间。

11. 每人须单独准备一套干净衣物，洗澡后应换上干净衣物，将换洗衣物装入密封袋中。

12. 所有人员须自备个人洗浴用品，不可使用他人洗浴用品。

13. 洗澡后，因浴室内和洗澡后自身体温升高不建议马上做体温检测，可在进入宿舍前再做体温检测。

14. 离开公共浴室时，应将个人产生的垃圾带出浴室，投放到指定的投放点。

四、公共卫生间

1. 项目生活区域内的卫生间，建议采用冲水式卫生间，务必保持下水道通畅。

2. 设置专人做卫生间内清洁打扫及每日的消毒灭菌工作，尤其是水龙头的消毒。

3. 卫生间内，须配备清洁工具、消毒液、去污剂及消毒洗手液。

4. 卫生间内，须做到每 2 小时进行一次清洁消毒。

5. 卫生间内，清洁时须针对大小便池、洗手池、地面等位置使用稀释后的 84 消毒液进行消毒。84 消毒液与洁厕灵不可以混合使用。

6. 卫生间墙面较高，建议在喷雾器中加入稀释后的 84 消毒液喷洒。

7. 卫生间清洁完成后，须将所有门窗打开通风，加速空气循环和流通。

8. 在清洁卫生间时，清洁人员应该穿戴口罩、手套、防护服、护目镜及橡胶靴以保证清洁人员的自身安全。

9. 如厕人员，将厕纸放水冲走，其他如厕垃圾投放到固定的垃圾筐内。

10. 如厕前后，使用消毒洗手液或消毒纸巾清洁双手。

五、宿舍来访

1. 门卫来访如何管？

（1）原则上，非本项目施工及管理人员，禁止出入施工区域及生活区域，如外来人员因公必须出入施工区域及生活区域时，可由施工方开具介绍信、来访原因说明等盖章文件。

（2）门卫应详细询问并记录来访人员籍贯信息、当地居住信息、联系方式及最近行踪，并对来访人员进行体温测量，留意是否有咳嗽、打喷嚏等症状。

（3）来访人员确认体温正常并完成信息登记，必须佩戴口罩，才可进入施工生活区域。

2. 宿舍来访如何管？

（1）非本项目施工及管理人员，禁止出入项目集中居住区域及员工宿舍。

（2）来访人员可在项目生活区的指定接待洽谈区域与受访人进行合作洽谈等事宜。洽谈时，双方必须佩戴口罩，避免近距离交谈及肢体接触。

六、生活垃圾

（1）施工生活区域，须划分出生活垃圾、有害垃圾分类投放处，并做好相应投放要求。

（2）施工生活区域人员禁止偷倒、乱倒生活垃圾，个人或集体产生的生活垃圾，应及时清理并投放至指定区域。

（3）垃圾清理人员，应定时定点做好生活垃圾储运、污水清理、沟渠及下水道疏通等清洁工作并对垃圾投放区域进行消毒，确保施工生活区域卫生。

第六章　防疫物资

一、口罩

1. 如何正确选择口罩?

（1）N95、KN95、FFP2、KF94、PFE99：气密性好，呼吸阻力大，适用于医疗防护或疑似病例防护。

（2）医用外科口罩：参考标准《医用外科口罩的技术要求》YY 0469—2011，可阻挡 Nacl 气溶胶，适用于人员密集的公共场所防护。

（3）一次性医用口罩：参考标准《一次性使用医用口罩》YY/T 0969—2013（推荐标准，非强制执行），适用于日常防护。

（4）保暖棉口罩、防尘口罩、纸质口罩，不能有效抵御新型冠状病毒的传播及防护。

2. 如何正确使用口罩?

（1）佩戴口罩之前先洗手消毒。

（2）口罩须做到每四个小时更换一次。

（3）口罩的佩戴方法：

口罩颜色深的是正面，正面应该朝外，而且医用口罩上还有鼻夹金属条。

正对脸部的应该是医用口罩的反面，

也就是颜色比较浅的一面，除此之外，要注意带有金属条的部分应该在口罩的上方，不要戴反了。

分清楚口罩的正面、反面、上端、下端后，先将手洗干净，确定口罩是否正确之后，将两端的绳子挂在耳朵上。

最后一步，将口罩佩戴完毕后，需要用双手压紧鼻梁两侧的金属条，使口罩上端紧贴鼻梁，然后向下拉伸口罩，使口罩不留有褶皱，最好覆盖住鼻子和嘴巴。

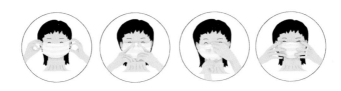

3. 特殊人群口罩的佩戴方法是什么？

（1）孕妇佩戴防护口罩，应注意结合自身条件，选择舒适性比较好的产品。

（2）老年人及有心肺疾病慢性病患者佩戴后会造成不适感，甚至会加重原有病情，应寻求医生的专业指导。

（3）儿童处在生长发育阶段，其脸型小，选择儿童防护口罩。

4. 正确摘口罩方法是什么？

（1）要从一侧耳朵开始，把挂在耳朵上的口罩带子摘下来，然后再摘下另一只耳朵上面的带子。

（2）戴眼镜的需要注意，摘口罩的时候一定要慢一点，不要将带子挂住了眼镜腿，避免不小心将眼镜带下来摔坏。

（3）捏住口罩一侧，将其从另一只耳朵处摘下来即可，不要接触口罩表面。

（4）用袋子包起来或放入密封袋中丢弃到指定垃圾桶内。

5. 摘口罩的注意事项是什么？

（1）不要触碰口罩的外表面，因为可能会感染自己。

（2）不要触碰口罩的内表面（自己是病人）。

（3）不要触碰别人使用过的口罩，因为可能会交叉感染。

（4）不要直接放到包里、兜里等处。

6. 废弃口罩如何处理？

（1）废弃口罩、消毒防护用具等有害垃圾的投放区域应远离施工及生活区域。

（2）应设置专门的收集容器，单独收集废弃口罩。

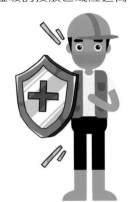

（3）收集容器设置文字标识（标明"废弃口罩收集桶"字样），内设塑料袋内衬，避免废弃口罩与容器直接接触。

（4）废弃口罩专用容器应每天使用75% 酒精或含氯消毒剂进行不少于 2 次的消毒处理。

二、洗手

1. 正确洗手有哪六个步骤？

洗手一定要用流动水、不要用盆水，揉搓时间至少要 20 秒以上，不能只用清水洗手，要用肥皂或洗手液才能有效去除病菌。

（1）如果使用肥皂，肥皂应保持清洁和干燥。最好使用一次性包装的洗手液，如使用替换装，每次分装前要将容器清洁消毒；

当皂液有浑浊或者变色时，应更换。

（2）如果使用含酒精成分的免洗洗手液，请留意产品说明中"开瓶后使用"的有效期，一般开瓶后的使用期限不超过 30 天。

（3）洗后的手不要在衣服上"蹭"干，提前准备好干手巾或烘干机。

（4）洗手步骤：

双手手心相互搓洗（双手合十搓五下）。

双手交叉搓洗手指缝（手心对手背，双手交叉相叠，左右手交换各搓洗五下）。

手心对手心搓洗手指缝（手心相对十指交错，搓洗五下）。

指尖搓洗手心，左右手相同（指尖放于手心相互搓洗搓五下）。

一只手握住另一只手的拇指搓洗，左右手相同搓五下。

弯曲手指使关节在另一手掌心旋转揉搓，交换进行各搓五下。

双手交替洗手背、洗手腕。

2. 哪些时刻需要洗手？

（1）传递文件前后。

（2）在咳嗽或打喷嚏后。

（3）在准备食品、接触生肉之前、期间或之后。

（4）吃饭（进食）前、吃药之前。

（5）如厕后。

（6）手脏时。

（7）接触他人后，尤其是去医院或接触病人后（前）。

（8）接触动物后。

（9）户外运动、作业、购物后、外出回来后。

（10）接触钱币之后。

（11）做完扫除工作之后、处理垃圾之后。

（12）在室外玩耍沾染了脏东西之后。

（13）抱孩子之前，尤其是接触过传染物品的，要经过消毒，反复清洗。

（14）晾晒完衣物后。

3. 无清水时，如何洗手？

（1）在没有肥皂和水的情况下，也可使用含酒精的免洗洗手液， 在手和手指的所有表面上擦拭凝胶，用手搓干。

（2）出门在外实在没有办法洗手的话，可以用湿巾纸替代，擦拭和手可能触摸或搁置物品的表面。

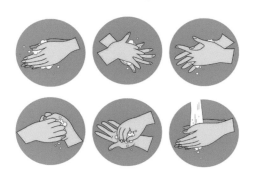

三、清洁

1. 如何选择消毒液 / 酒精？

乙醚、75% 乙醇、含氯消毒剂、过氧乙酸、氯仿等脂溶剂都可以有效的灭活新型冠状病毒。除此以外，新型冠状病毒还对热敏感，在 56℃、30 分钟的条件下，也可以灭活。这些措施都是仅限于消除物体表面的病毒。

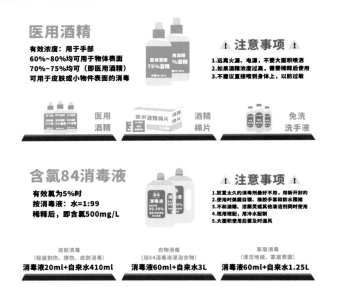

2. 消毒液和酒精的正确使用方法是什么？

（1）84 消毒液（不能与洁厕灵混合使用）：适用于环境消毒，按比例稀释后使用。

（2）75% 医用酒精：适用于接触类物品消毒，例如手机、耳机、门把手、水龙头等。

（3）含"对氯间二甲苯酚"的消毒液：适用于衣物消毒和家庭环境消毒，对皮肤刺激较小。

（4）紫外线灯：适用于通风不良的环境。

（5）杀菌洗手液及免洗消毒液：适用于手部消毒。